Te 12/14

CONSIDÉRATIONS

SUR LES EFFETS THÉRAPEUTIQUES

DE L'HÉMOSPASIE

PAR LE DOCTEUR F.

d'après

DES OBSERVATIONS PRATIQUES RECUEILLIES EN ALGÉRIE

PAR T. JUNOD,

Docteur en médecine de la Faculté de Paris,
spécialement attaché aux Hôpitaux du département de la Seine,
lauréat de l'Institut de France,
Académie des Sciences, membre de plusieurs Sociétés savantes, etc.

PARIS

CHEZ L'AUTEUR,
25, RUE ROYALE-SAINT-HONORÉ.

CHEZ J.-B. BAILLIÈRE,
19, RUE HAUTEFEUILLE.

1858

CONSIDÉRATIONS

SUR LES EFFETS THÉRAPEUTIQUES

DE L'HÉMOSPASIE

CONSIDÉRATIONS

SUR LES EFFETS THÉRAPEUTIQUES

DE L'HÉMOSPASIE

PAR LE DOCTEUR F.

d'après

DES OBSERVATIONS PRATIQUES RECUEILLIES EN ALGÉRIE

PAR T. JUNOD,

Docteur en médecine de la Faculté de Paris,
spécialement attaché aux Hôpitaux du département de la Seine,
lauréat de l'Institut de France,
Académie des Sciences, membre de plusieurs Sociétés savantes, etc.

PARIS

CHEZ L'AUTEUR,   CHEZ J.-B. BAILLIÈRE,
25, RUE ROYALE-SAINT-HONORÉ.   49, RUE HAUTEFEUILLE.

1858

HÉMOSPASIE.

VENTOUSE JUNOD.

L'hémospasie est une application rationnelle et puissante de la révulsion sanguine. Créée de toutes pièces par le docteur Junod, cette méthode a été, par son intelligent inventeur, entourée de toutes les garanties de nature à en assurer le succès.

Les inventions les meilleures ne conquièrent que lentement leur place dans le domaine public; aussi, l'homme dévoué à sa cause doit-il pendant de longues années y consacrer tous ses efforts. Quelquefois l'oubli menace de couvrir de son ombre les résultats heureux obtenus déjà, ce n'est que par de nouveaux bienfaits que le travailleur modeste parvient à conjurer l'indifférence d'une époque préoccupée de mille soucis.

Telle est la situation pleine d'intérêt du docteur Junod. De tout le monde sa grande ventouse est connue de réputation. Elle a pris rang dans les archives des découvertes modernes, mais en fait-on l'usage désirable ? lui a-t-on demandé les résultats qu'elle offrait à tous et à chacun ? Nous ne le pensons pas.

L'hémospasie, c'est-à-dire la répartition exagérée du sang

dans un point sous l'influence du vide méthodiquement pratiqué, présente des ressources considérables à la médecine et à la chirurgie ; mais faute d'habitude on la néglige, c'est suivant nous une indifférence fâcheuse, et nous croyons remplir un devoir en la signalant.

Une heureuse occurrence nous a fourni l'avantage de conférer longuement avec le docteur Junod. Il arrivait de l'Algérie où il avait été lui-même porter les avantages de l'hémospasie Le 14 juin dernier il présentait à l'Institut un mémoire sur des observations nouvelles faites dans les hôpitaux militaires d'Alger. Une commission fut nommée, la question redevenait actuelle, et pourtant elle avait été pour la première fois posée en 1832.

L'obligeant inventeur mit à notre disposition ses mémoires, ses explications, quelques planches même ; il nous promit de faire une application de son appareil dans le service de M. le professeur Piorry qui s'y prêta avec sa bienveillance ordinaire. Les circonstances ne pouvaient être plus favorables pour nous instruire, nous avons mis tous nos efforts à n'en pas perdre le profit.

Convaincu des avantages thérapeutiques de l'hémospasie consciencieusement appliquée, nous avons cru qu'une note succincte ne serait pas sans utilité. Si nous nous sommes trompés, nous prions le lecteur d'avoir égard à notre bonne intention.

Dès la première invasion du choléra en 1832, M. Junod, encore étudiant et déjà maître de son invention, fit un continuel emploi de sa ventouse dans les hôpitaux de Paris.

En 1833, il prenait sur ce terrain le sujet de sa thèse inaugurale.

En 1834, il lut un mémoire à l'Académie des sciences, ayant pour titre : *De la compression et de la raréfaction de l'air tant sur les corps que sur les membres isolés.*

En 1835, (Séance du 24 août) il obtint de l'Académie des sciences, un rapport favorable sur ce mémoire. Magendie était rapporteur.

En 1836, ce travail valut à son auteur un prix Montyon.

En 1839, l'administration des hôpitaux de Paris, en adoptant la ventouse due aux recherches du docteur Junod, adresse à l'inventeur des félicitatious et des remercîments pour les services désintéressés par lui rendus depuis plusieurs années dans les établissements qu'elle dirige.

En 1848 l'application heureuse qu'il fit, dans les ambulances, de son procédé, lui a valu de l'administration les mêmes remercîments.

En 1854, pendant l'invasion du choléra, une mission lui a été confiée pour se rendre en province ; le travail communiqué, à cette occasion, lui a valu une médaille d'or.

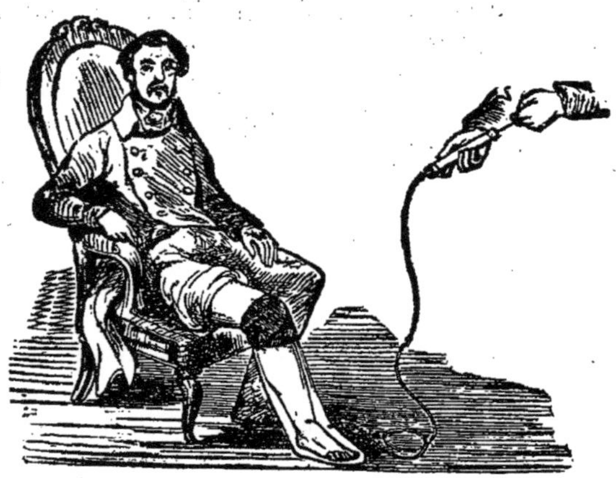

Fig. 1.

Enfin en 1858, le docteur Junod, après avoir pratiqué dans les hôpitaux de l'Italie, abordait en Algérie où les médecins militaires s'empressèrent de profiter de son assistance toujours désintéressée.

Ce sont là, pensons-nous, des états de service des plus honorables, 25 ans de pratique ont donné à l'hémospasie des droits incontestables.

Les principes sur lesquels repose cette méthode, sont des plus simples. M. Junod, né dans les Alpes, avait par lui-même ressenti la différence de pression suivant qu'on s'élève ou qu'on descend dans les montagnes. Les expériences de

De Saussure, de Gay-Lussac furent par lui reprises avec le plus louable discernement.

Qu'on gravisse jusqu'au sommet du Mont-Blanc, qu'on s'élance en ballon à 7,000 mètres du sol, on éprouve des effets remarquables tenant uniquement au défaut de pression exercée à ces hauteurs par l'atmosphère de plus en plus raréfiée.

. Artificiellement on sait, en pratiquant le vide, raréfier l'air, c'est-à-dire diminuer la pression dans un espace circonscrit. S'il s'agit d'un corps vivant, certains effets produits par l'ascension dans les régions de l'atmosphère, vont alors apparaître; tel est le but de l'hémospasie, le docteur Junod l'atteignit par la création de sa grande ventouse.

La tentative était hardie, elle n'était nullement téméraire. Rien ne se gradue aussi aisément que le vide, nul effet ne disparaît aussi vite à la volonté de l'opérateur.

Ainsi était réalisée une puissance considérable, les lois de la physique étaient sauvées, les vérités physiologiques étaient respectées. Il ne s'agissait plus que de poser la règle d'une sage pratique, le docteur Junod y travailla avec ardeur.

Inutile de rapporter ici les essais multipliés dans la construction des appareils, les hésitations nombreuses, condition ordinaire de toute découverte, la vue de quelques planches en dira plus que de prolixes commentaires.

L'appareil pouvait recevoir toutes les formes, l'auteur s'est arrêté à celle d'une botte, l'application à la jambe étant la plus facile et correspondant aux indications les plus nombreuses. Il la fit d'abord en cristal, aujourd'hui on se contente d'une botte en fer verni, aussi commode et moins fragile.

Planche 1. Un patient assis dans un fauteuil, subit l'appareil hémospasique.

La botte représentée en cristal permet de voir la position de la jambe et du genou, une genouillère de caoutchouc vulcanisée clôt hermétiquement la botte. A la partie supérieure s'adapte le tuyau d'une petite pompe aspirante. La manœuvre est celle du vide dans les conditions les plus simples. Le sang, à mesure que la pression diminue sur le membre, s'accumule dans la jambe, sans autre sensation que celle d'une pesanteur insolite; nulle ecchymose n'est à redouter.

La planche 2 représente un bras et une jambe après l'épreuve hémospasique.

La planche 3 donne le volume corrélatif du membre hémospasié, avant n°-1, après n° 2 et le lendemain n° 3 de l'application.

Il y a donc action, tout le démontre; il n'y a aucun inconvénient, en quelques jours tout a disparu.

Ne pouvant ici tirer toutes les conséquences d'un procédé, qui en mille circonstances peut être si efficace, nous nous

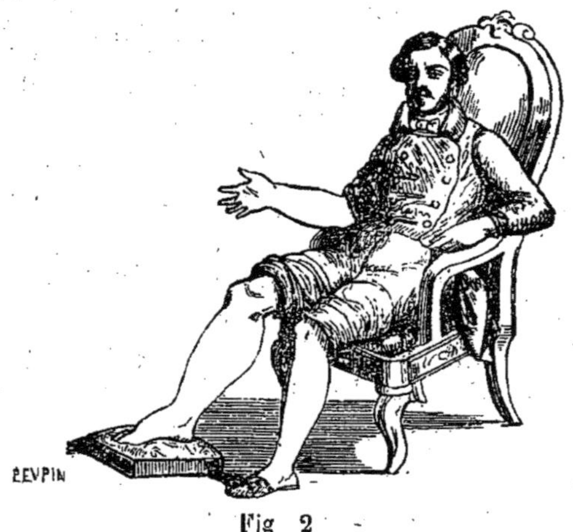

Fig 2

bornerons à rapporter les effets d'une application faite en notre présence par M. le docteur Junod dans le service de M. le professeur Piorry. Plusieurs médecins et de nombreux élèves y assistaient.

Un homme de 32 ans, atteint de sciatique, est choisi pour cette application. L'opérateur fait asseoir le malade sur le bord du lit pour avoir le bénéfice de la pesanteur s'unissant à l'action du vide pratiqué. L'appareil convenablement disposé, on fait agir la pompe, bientôt le malade accuse de la lourdeur à la jambe. Le vide, continué avec ménagement, amène bientôt de la pâleur au visage; le pouls interrogé avec soin

diminue d'amplitude et de fréquence, de 70 pulsations il est
au bout d'un quart d'heure ramené à 45; alors une sueur
abondante couvre la figure et la poitrine, le teint se décolore
de plus en plus, en 25 minutes la défaillance était obtenue.
On s'arrête alors pour éviter la syncope : le vide cesse, et le
malade débarrassé de l'appareil est replacé dans son lit. La
sueur continue de couler et peu d'instants après un sommeil
calme s'empare de notre opéré. Le lendemain il ne ressen-
tait aucun effet autre qu'un peu de gonflement à la jambe sur
laquelle d'ailleurs aucune ecchymose ne s'était manifestée.

Telle est la puissance de l'hémospasie, c'est une force mise
à la disposition des hommes de l'art. Manier ce moyen n'ap-
partient qu'au praticien sagace qui reconnaît les indications
et pose les limites. Que chacun donc consulte et s'instruire ;
le docteur Junod a créé la méthode hémospasique, l'instrument a toujours été dans le domaine public ; il y a là un
bienfait pour tous, il n'y a de spéculation à faire pour qui
que soit.

Il ne suffit pas qu'une invention ait coûté à son auteur les
plus onéreux sacrifices pour être appréciée à sa juste valeur.
Une idée se présente à l'intelligence, elle semble réaliser des
avantages incontestables, l'esprit se met à l'œuvre. La découverte prend corps dans un instrument maniable, à chacun
on offre la recette, on croit toucher au triomphe, on n'est encore qu'au seuil des épreuves. L'hémospasie ne pouvait échap-
per au destin commun.

Le docteur Junod n'apportait en apparence qu'une ventouse, mais la ventouse s'offrait sous un format énorme, pra-
ticiens et malades devaient réfléchir avant de se livrer.

Le malade, sans doute, hésite rarement devant un remède
qu'il croit infaillible, mais la grande boîte sentait plus l'*agent*
que le *remède*. L'inconnu n'est embrassé qu'à condition de ne
susciter aucune prévention à prioriste ; d'éloigner tout dan-
ger immédiat. L'hémospasie ne pouvait de prime abord jouir
de cet inappréciable bénéfice.

Potions et pilules, légalisées ou non par la sanction aca-
démique, trouvent toujours prôneur et preneur, il n'en saurait
tre ainsi d'un instrument de précision.

L'hémospasie c'est de la physique pure et simple appliquée à la statique des corps vivants. Mais nous ne sommes plus à l'époque où l'empirisme enthousiaste pouvait s'écrier : *Experimentum faciamus in animâ vili.* Tout praticien est responsable de ses actes, et le malade est tout disposé à répéter à propos de son corps :

Guenille, si l'on veut, ma guenille m'est chère.

Les corps organisés ne sont pas assez inertes pour qu'une application physique n'ait grand besoin d'être mesurée à leurs exigences particulières. L'hémospasie doit être sérieusement expérimentée ; elle s'en est, il faut en convenir, tirée à son honneur.

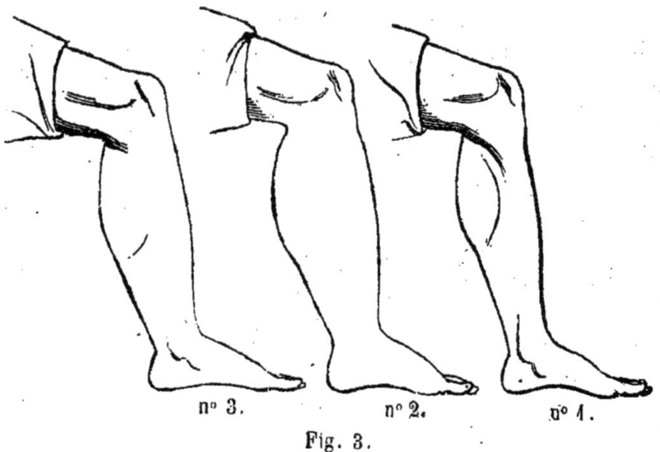

Fig. 3.

Malheureusement, pour que son action devînt sensible à tous les yeux, il lui fallut obtenir des résultats d'un dramatisme assez saillant. Pâleur, défaillance, sueur, étaient obligatoires pour convaincre les incrédules ou les indifférents. L'abaissement du pouls était certes un bon signe, mais pour être accepté comme valable, on désirait qu'il eût un large écart, et dès lors suivait le cortége ordinaire du dramatisme sus-mentionné

Ce n'est point là un reproche adressé par nous à la méthode hémospasique. Ses effets ne font qu'attester sa puissance, cela nous explique pourtant les obstacles qu'elle a pu rencontrer.

Un autre point à considérer, c'est que la grande ventouse déplaçant le sang en l'accumulant dans les capillaires d'un membre, ne saurait par elle-même poser des indications. On a là en main un moyen énergique, variable en intensité sans doute, mais se résumant toujours en une révulsion effectuée. Eh bien, au premier plan se dressait la formidable question des doctrines médicales. Faut-il évacuer le sang? Est-il suffisant de le déplacer? La saignée est-elle le principal? La révulsion l'accesoire? Déjà se dessinait la lutte entre la lourde botte et la preste lancette? L'hémospasie pouvait faire prendre à la thérapeutique une face nouvelle, mais là, précisément, était la question. Obstacle énorme; la lancette avait de toute éternité droit à l'*étui*, place à la *trousse*; la lotte n'avait pas cet avantage, et chacun sait la force terrible du : *Sic si volat usus.*

Le docteur Junod ne se déconcerta point. Grâce à son intelligente activité, il acquit les suffrages des maîtres de l'art, dont nous avons pu reconnaître l'apostille approbative au bas des plus authentiques certificats.

Mais les générations ne suivent que lentement la voie tracée par les têtes d'élite. L'hémospasie avait acquis la sanction d'en haut, il lui restait à pénétrer dans les masses. Comme tant de riches inventions modernes elle n'a pu que difficilement entamer ce réfractaire granit. Le temps seul est capable de lui valoir ce résultat décisif.

Pour aider à la propagation de sa découverte, le docteur Junod, sûr de sa théorie consacrée par une longue pratique, a eu l'inspiration heureuse de changer le terrain de son application.

Sachant combien les émissions sanguines sont mal supportées dans les pays chauds, il se décida à porter dans notre belle colonie d'Afrique les bienfaits de son invention.

C'était bien choisir. En Algérie, régnent des fièvres terribles, pernicieuses à l'état aigu, délabrantes à l'état chronique. L'hémospasie faisait baisser le pouls, il s'agissait de voir ce qui adviendrait en y ayant recours pendant l'accès. Les congestions viscérales étant fréquentes, il était bon d'y apporter ce palliatif suprême.

Le docteur Junod obtint de S. Exc. le Ministre de la guerre toute facilité pour le voyage; il trouva près des médecins militaires le concours le plus empressé.

Il nous a été donné connaissance du travail présenté à cette occasion par le docteur Junod à l'Académie des sciences. Nous prendrons la liberté d'en extraire quelques détails importants.

Les moyens physiques sont tous solidaires les uns des autres. L'hémospasie, moyen physique de traitement, aura, croyons-nous, tout à gagner à s'appuyer sur les données plessimétriques, moyen physique d'investigation. A la Charité, M. le professeur Piorry a démontré, et nous avons pu le répéter bien des fois nous-mêmes, que sous l'influence de la respiration on fait varier le volume du cœur et du foie; on modifie la répartition du sang dans ces organes et dans le poumon lui-même. Jamais par ce moyen nous n'avons pu parvenir à influencer le volume de la rate. Ce sont là des principes riches d'applications journalières. Il eût été important de savoir au juste en quelle mesure la rate diminue sous la révulsion hémospasique. Le docteur Junod ne manquera pas, nous l'espérons, de fournir à la science ce désirable éclaircissement.

Ces réserves faites, nous livrons à l'appréciation du public les observations suivantes qui portent avec elles tout leur intérêt.

I. B***, 6e de ligne, entré le 2 avril à l'hôpital du dey à Alger, atteint depuis un mois de fièvre tierce récidivée, contractée à Blidah.

3 avril, à huit heures du matin, accès ordinaire, application de la grande ventouse; en dix minutes, sueur abondante, détente générale, calme complet; un très-léger paroxysme reparut à deux heures du soir.

Le 4 avril (quatre-vingts pulsations), deuxième application, pendant dix minutes, le matin.

Le 5 avril, pas d'accès, troisième application le soir, suspension de la ventouse. Pas d'accès durant lés 7, 8, 9 et 10 ; le 11, retour d'un accès ; quinine, guérison en quelques jours.

II. V***, brigadier, âgé de 24 ans, entré à l'hôpital du dey le 7 avril : fièvre intermittente, l'accès quotidien devant venir le soir, l'application hémospasique eut lieu deux heures avant l'heure présumée, cet accès a manqué ; le 9, nouvellé dérivation, pas d'accès ; le 10, pas de dérivation par cause indépendante de la volonté, retour de l'accès ; le 16, malgré la quinine, l'accès persista ; obligé de partir pour Blidah, le docteur Junod ne peut poursuivre l'expérimentation.

III. H***, zouave, atteint de fièvre intermittente ; le 29 mars, à son entrée à l'hôpital, trois heures du soir, application de la ventouse.

Le malade avait une violente céphalalgie, hébétude, prostration extrême, chaleur moite à la peau, pouls à 125 pulsations ; au bout de quinze minutes hémospasiques, la céphalalgie a graduellement et complétement disparu ; le pouls réduit à l'état filiforme ne donnait plus que 70 pulsations ; moiteur de la peau. Au bout de vingt minutes, terme de la séance, sommeil prolongé pendant quatre heures, accompagné d'une sueur abondante.

La fièvre n'a pas reparu pendant quatre jours.

IV. Sur un jeune homme en traitement à l'hôpital de Blidah, pour fièvres quotidiennes rebelles, l'opération faite dans l'apyrexie a déterminé les phénomènes suivants :

La peau qui s'était décolorée s'est refroidie surtout à la lace, de manière à simuler la période algide du choléra : cinq minutes plus tard elle s'est couverte d'une transpiration générale, le pouls a oscillé de plusieurs degrés dans l'espace de dix minutes. L'accès qui devait revenir pendant la nuit n'eut pas lieu.

On ne peut que désirer de voir poursuivre ces expériences de premier ordre, avec toutes les précautions recommandées dans le diagnostic et l'application. La théorie des fièvres intermittentes pourrait en recevoir un nouvel éclat, si par le plessimétrisme on reconnaît exactement l'état de la rate à chaque moment de l'expérience.

La quinine est le fébrifuge type, nul ne le conteste, mais l'arsenic a aussi eu ses bons effets, l'hydrothérapie a fait des merveilles, la grande ventouse apportera aussi son contingent, soit comme antifébrile direct, soit comme auxiliaire, elle aurait là ses plus heureuses applications. On ne saurait trop féliciter le docteur Junod de son intelligente initiative. L'Académie des sciences aura, d'ailleurs, à donner son avis sur ce travail intéressant pour l'examen duquel elle a nommé une commission.

Le docteur Henri FAVRE.

Nota. M. Junod vient d'apporter à ses appareils des perfectionnements qui nous paraissent de la plus grande importance. Les personnes qui désireraient approfondir l'hémospasie dans ses applications générales et particulières à la médecine et à la chirurgie, pourraient consulter les nombreux mémoires et brochures qu'il a publiés, et qui, réunis, forment un volume plein des plus précieux renseignements. — Chez J.-B Baillière, rue Hautefeuille, 19.

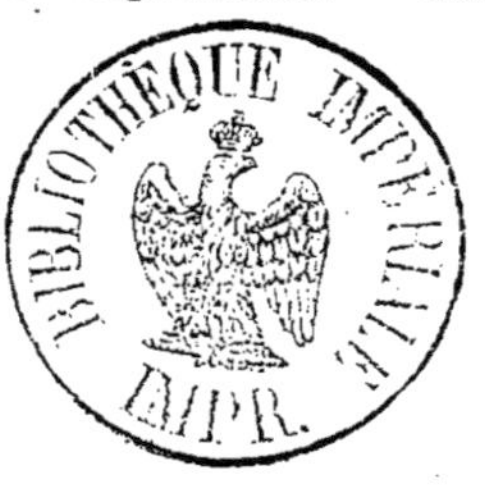

224